AUGMENTER SA FERTILITÉ ET SES CHANCES D'AVOIR UN ENFANT

Chez le même éditeur :

• Diététique de l'expérience
• Le guide des vrais compléments alimentaires
• Précis de pédiatrie naturopathique

Dans la Collection
Les carnets de santé de Robert Masson

Déjà parus :
• Prévenir et soigner naturellement la maladie d'Alzheimer
• Prévenir et soigner naturellement l'ostéoporose

À paraître :
• La Méga-nuisance et la Méga-vérité en nutrition
• Une ménopause parfaite naturellement
• Devenez centenaire avec une pêche d'enfer
• Prévenir et soigner naturellement la goutte, l'arthrose et la polyarthrite rhumatoïde

ISBN : 978-2-8132-0244-4

www.editions-tredaniel.com
info@guytredaniel.fr

LES CARNETS **SANTÉ**

DE ROBERT MASSON

AUGMENTER SA FERTILITÉ ET SES CHANCES D'AVOIR UN ENFANT

Guy Trédaniel Éditeur
19, rue Saint-Séverin
75005 Paris

Sommaire

INTRODUCTION

POUR COMMENCER CE LIVRET, laissez-moi vous raconter une belle histoire et une réflexion de mon épouse. Tout d'abord, une belle histoire... Je reçois en consultation Madame L. du Mans qui, selon ses propres mots, est très fatiguée, elle n'en peut plus, elle dirige plusieurs magasins dont un grand magasin de diététique situé en plein centre ville. Elle vient d'adopter une petite fille, car traitée sans résultats depuis plus de dix ans par les grands médecins spécialistes parisiens de la stérilité.

Elle vient aujourd'hui me voir pour réduire cette fatigue et ainsi mieux faire face à ces énormes tâches – diriger ses affaires et élever sa petite fille récemment adoptée... En aucun cas elle ne pense à sa stérilité affirmée définitive par les spécialistes, elle a « tiré » un trait sur son incapacité d'enfanter. Je m'occupe donc de sa fatigue et de sa santé en général... Elle est peu « portée » à manger des aliments protéiques (viande – poisson – œufs –

fruits de mer). Elle ingère ces aliments DEUX À TROIS FOIS PAR SEMAINE. Je lui conseille lors de mon réglage alimentaire, de manger ces aliments MIDI et SOIR TOUS LES JOURS, C'EST-A-DIRE QUATORZE FOIS PAR SEMAINE et je supplémente son alimentation par un peu d'huile de germe de blé bio et par une spécialité à base d'huîtres sauvages.

Je lui demande aussi d'arrêter le grignotage et je soigne son foie avec un complexe phyto-homéopathique (Lehning 114). Je reçois Madame L. plusieurs mois plus tard, elle ne sait plus ce qu'est la fatigue. C'est devenu pour elle une notion étrangère à sa vie et elle m'annonce fièrement et éperdue de joie : JE SUIS ENCEINTE...

Elle accouchera quelques mois plus tard d'une fillette en pleine santé...

Quelles explications à cela ? Simplement Madame L. souffrait de carences gravissimes en vitamine E, en zinc et surtout en PROTÉINES. Ces carences perturbaient à la fois :

- L'équilibre hormonal conditionnant la fécondité

- La trophicité et le pH de l'appareil génital.

Quant à la réflexion de mon épouse qui m'a fort amusé, elle est la suivante :

Il y a bien en France et en Belgique au moins une « centaine de petits MASSON ».

Bien entendu, ces « petits MASSON » sont nés de mes conseils nutritionnels et naturopathiques...

Alors, ce qui a pu réussir à tant de femmes, pourra bien sûr réussir pour vous, mais que l'on se comprenne bien, cela « marchera» si l'origine du mal est surtout FONCTIONNELLE, ou comme cela est très souvent le cas, d'origine NUTRITIONNELLE. Il y a évidemment des cas irréversibles mais infiniment moins nombreux qu'il n'est admis généralement.

Alors concrètement, que faire pour un jour serrer sur son cœur une petite vie dont les yeux chantent l'ineffable grandeur de la vie et de l'amour ?

1

IL FAUDRA SUPPRIMER LES OBSTACLES MÉCANIQUES

L'INFÉCONDITÉ peut avoir une origine mécanique à laquelle on ne pense pas toujours. Une scoliose, une lordose, une chute (parfois très ancienne) sur le coccyx, une malposition vertébrale surtout au niveau lombaire, des tassements vertébraux, une déminéralisation du rachis, sont des facteurs pouvant créer des pincements des nerfs ou vaisseaux, sortant par les trous de conjugaison et allant innerver et irriguer l'appareil génital.

Une baisse de la fécondité, voire la stérilité, pourront avoir ces étiologies (causes)...

Le recours à un bon ostéopathe « manipulant en douceur » s'avère ici nécessaire dans un premier temps.

On évitera cependant les manipulations trop répétées, pouvant créer une hyper laxité ligamentaire.

Des exercices correctifs devront prendre le relais de l'ostéopathe.

L'ensoleillement sur une surface corporelle, la plus étendue possible, permettra l'élaboration de la vitamine D3 et la tonicité de tout l'appareil neuro-vasculo-tendino-osseux, sans parler de l'euphorie générale en résultant.

Bien sûr, nous parlons d'ensoleillement intelligent et non pas de surexposition solaire entraînant érythème et brûlures.

Le port de hauts talons est formellement nuisible, en général, et tout particulièrement pour la femme désireuse de donner la vie. Les hauts talons créent une cambrure excessive du rachis lombaire, entraînant des pincements rachidiens comprimant ainsi nerfs et vaisseaux innervant et irriguant les organes génitaux, contribuant au moins comme co-facteurs à l'infécondité.

2

ON ÉVITERA LA CONSTIPATION

Avant d'aborder ce sujet, il faut savoir ce que l'on définit par constipation.

Une personne qui va à la selle tous les deux jours (voire tous les trois jours) mais élimine une quantité importante de matières fécales et se sent ensuite parfaitement libérée, n'est pas constipée.

Ceci dit, la constipation peut être un facteur ou co-facteur important de l'infécondité.

En effet, la stagnation d'une masse fécale importante génère une pression anormalement élevée sur la circulation veineuse de retour et partant crée des congestions ou hyperhémies localisées au niveau de l'appareil génital.

Cette stagnation du sang localisée crée une hypoxémie (manque relatif d'oxygène), une malnutrition, et un mal-drainage de toute sphère génitale de la femme, conditions très peu favorables à une fécondité optimum.

Il faudra donc éviter la constipation en tenant compte des points suivants :

- Midi et soir, débuter les repas par des crudités variées.
- Les huiles choisies pour préparer les crudités avec d'autres ingrédients (vinaigre, citron, moutarde, épices, etc...) seront un mélange moitié huile de noix, moitié huile d'olive.
- On donnera de préférence des aliments, céréales notamment bio, complets ou semi-complets en fonction des tolérances digestives.
- L'alimentation sera naturelle et équilibrée (voir fin du livret).
- Une activité physique régulière sera nécessaire.
- Certains aliments : bananes, riz, myrtilles, coings, chocolat, seront utilisés avec parcimonie.

3

IL FAUDRA RÉDUIRE L'IMMERSION ÉLECTROMAGNÉTIQUE

En cinquante ans, le champ électromagnétique capturant l'homme comme la mouche dans la toile de l'araignée ont été multipliés par un milliard de fois.

Dans ces conditions, l'adaptation par l'organisme humain était rendue impossible.

Ces champs électromagnétiques ont pour les observateurs de la vie, trois impacts :

A – Le système nerveux : irritabilité, atteinte grave de la mémoire, incoordination neuromotrice, céphalées, baisse de l'élaboration de la mélatonine, etc.

B – Le système immunitaire : infections en général, et plus particulièrement ORL.

C – Diminution de la fertilité féminine et masculine.

D – Atteinte de la gestation : les femmes enceintes ne travaillant pas sur ordinateur font deux à trois fois moins de fausses-couches par rapport aux femmes utilisant cet appareil.

Alors, que faire pour diminuer l'impact de ces nuisances insoupçonnées, invisibles, inaudibles et inodores ?

Il faudra limiter à l'indispensable l'usage du portable, éviter le WI-FI et n'employer l'ordinateur que pour un usage professionnel.

D'autre part, certaines mesures semblent aussi être une aide précieuse :

- On mettra à 50 cm de l'ordinateur un « cierge du Pérou » (variété de cactus).
- Après une journée à utiliser l'ordinateur, on prendra une douche tiède.

Malheureusement, il n'existe rien de fiable pour éviter l'impact du portable, certaines « pastilles » collées sur l'appareil semblent retarder mais augmenter la nuisance des micro-ondes.

4

PRODUITS DE BEAUTÉ ATTENTION !

La plupart des parfums naturels ou artificiels ou encore semi-naturels ou semi-artificiels utilisés dans les parfums, crèmes de beauté, masque, lotions et autres produits ont une action hormonale ou pro-hormonale.

De même, certains conservateurs utilisés dans les déodorants sont soupçonnés avoir une action cancérigène directe au niveau du sein.

On ne soulignera jamais l'extrême prudence qu'il faut vis-à-vis de tous ces produits qui ne sont, en général, bénéfiques que pour le fabricant.

Certes, depuis l'aube des temps, la femme a le désir de plaire et d'être belle et parfumée, rien n'est plus féminin, rien n'est plus agréable..., mais ceci peut se faire sans perturber de façon indirecte ses régulations hormonales et devenir un co-facteur d'infertilité.

On choisira de préférence, pour se parfumer, des hydrolats de lavande, de rose, d'ylang-ylang, de chèvrefeuille, etc., naturels et bio, n'ayant aucune nuisance pour la santé.

5

ON ÉVITERA L'ALCOOL ET LE TABAC

ENGENDRER LA VIE, porter un enfant ne peuvent s'accomplir dans les meilleures conditions que si le système hormonal et les organes génitaux de la femme sont restés parfaitement fonctionnels, sans sclérose, et sans vieillissement précoce.

Si la femme a fumé et bu des boissons alcoolisées (vin compris), ses tissus et son système hormonal ont vieilli à son insu, un des effets de ce vieillissement sera souvent l'infertilité.

Dans ce cas, il faudra recourir outre à une alimentation naturelle et équilibrée, à la DÉTOXICATION - « DÉSCLÉROSE » de l'organisme.

Comment ?

Un jour sur quinze, on restera au repos le plus complet possible, et la seule alimentation sera le matin, le midi et le soir, un VELOUTÉ DE LÉGUMES et POMMES DE TERRE.

Ce jour-là, outre le repos, on évitera le froid, la chaleur, les variations thermiques et si possible les situations stressantes.

Le mécanisme de « réparation physiologique » de cette diète est (pour ceux qui veulent comprendre) explicité dans DIÉTÉTIQUE DE L'EXPERIENCE (même auteur, même éditeur).

6

ON RÉTABLIRA UNE PERMÉABILITÉ CORRECTE DES TROMPES

DES PSASMES, des « mini catarrhes » (sécrétion muqueuse), une infection larvée peuvent exister au niveau des trompes et gêner la fusion du spermatozoïde et de l'ovule.

Ces perturbations peuvent être cycliques et ne pas être dépistées au moment des examens si ces derniers « tombent » au moment d'un « silence organique ».

Il sera bon, surtout si l'on présente des petites pertes vaginales, si le coït est douloureux, si la vitesse de sédimentation est élevée, si on se sent par moment fiévreuse et un peu fatiguée, de pratiquer régulièrement des BAINS DE SIÈGES CHAUDS.

Ces bains de siège chauds « lèvent » les spasmes, détruisent (par hyperthermie locale) une infection éventuelle et reperméabilisent les trompes.

TECHNIQUE

1 – Remplir avec de l'eau chaude (39°) une bassine suffisamment grande pour s'y asseoir.

2 – S'asseoir dans cette bassine remplie d'eau chaude, de façon que l'eau arrive à l'ombilic et à mi-cuisse, le tronc et les jambes sont en dehors de l'eau.

3 – Remettre de l'eau chaude pour maintenir la température de l'eau à 39°.

4 – Rester dans le bain 15 à 20 minutes.

7

ON CHOISIRA L'INSTANT PROPICE

Il sera bon, si l'on veut augmenter les chances de fécondation, de choisir l'instant du rapport sexuel au moment de l'ovulation (augmentation de la température de quelques dixièmes, glaire vaginale plus importante) et de s'abstenir de tout rapport sexuel pendant les deux à trois jours précédents l'ovulation.

Ainsi, sera augmenté l'éjaculat, c'est-à-dire la quantité de sperme et de spermatozoïdes et le désir chez l'homme et la femme, le désir favorisant par divers mécanismes la fécondation.

8

LE SPORT,
OUI MAIS PAS TROP

Autant l'exercice physique pratiqué intelligemment jusqu'à une saine fatigue est salutaire pour la santé en général et même pour une sexualité, une fécondité harmonieuse (meilleure irrigation, oxygénation, nutrition et drainage des organes génitaux et du système neuro-endocrinien), autant l'excès sportif allant jusqu'à une fatigue excessive, la chute immunitaire, l'irritabilité est très défavorable à l'élaboration de spermatozoïdes chez l'homme et à l'ovulation, la fécondité et même au désir sexuel chez la femme.

Tout ici est question de mesure et de discernement.

9

SPÉCIALEMENT POUR MONSIEUR

IL VA DE SOI QUE TOUT CE QUI NUIT à la fécondité de la femme nuit aussi à la fécondité masculine, mais certains facteurs menacent plus spécifiquement l'homme, à savoir :

A – Le portable dans la poche ou à la ceinture irradie directement les testicules.

B – Les slips trop serrés par augmentation de la température « intra-muros » portent directement atteinte à l'élaboration des spermatozoïdes en qualité et en quantité. La nature a placé les testicules en dehors du corps pour justement éviter tout risque d'hyperthermie.

C – Beaucoup plus que les femmes, l'homme cherche à augmenter ses « possibilités » sexuelles, il utilise parfois certains aphrodisiaques, POPPERS, YOHIMBINE, COCAÏNE etc., très très nuisibles, non seulement sur sa fécondité, mais sur sa sexualité et surtout s'ils sont utilisés au long cours.

D – Enfin, ce que l'homme n'aime pas entendre, si les tentatives de Madame échouent apparemment sans raison, c'est faire un spermatogramme, c'est peut-être lui qui porte le chapeau…

Si tel est le cas, appliquer (à part le chapitre 6) tout ce qui est indiqué dans ce livret.

10

REPROGRAMMER LE MENTAL

Si l'on veut un enfant, il ne faut pas douter de la possibilité de réaliser ce bonheur. En effet, si vous avez eu des échecs à vos différents essais, le doute sur la réussite de nouvelles tentatives peut bloquer totalement la fécondation, probablement par une inhibition cortico-hypothalamo-hypophyso-endocrinienne.

De même, si vous voulez être enceinte pour faire plaisir à votre mari ou à votre famille alors qu'au fond de vous-même vous ne le souhaitez pas, vous allez bloquer la fécondation ou si elle a eu lieu, une fausse-couche pourra se produire.

Il faut adhérer pleinement au désir de porter la vie en soi et ne plus douter un seul instant !

11

ET MAINTENANT LE PLUS IMPORTANT : L'ALIMENTATION

SAVEZ-VOUS, amie lectrice, ami lecteur, que durant l'année 1930 un million de tonnes de pesticides était déversé sur la planète TERRE et qu'en l'an 2000 c'était QUATRE MILLE MILLIONS DE TONNES soit QUATRE MILLIARD DE TONNES DE PESTICIDES qui étaient déversées sur la planète.

Ces pesticides, par l'intermédiaire de la terre qui en est « gorgée », passent dans le légume, la céréale, le fruit, et de là à l'homme (ou l'animal) qui s'en nourrit.

Cela se solde par l'ingestion de plusieurs kilos de ces pesticides chaque année. Or, outre leur action cancérigène (par accumulation et co-carcinogénèse) et génératrice d'Alzheimer à la chaîne (puisque 80 % des pesticides détruisent les insectes en ciblant leurs communications neuronales, les neuromédiateurs, et que ces neuromédiateurs sont les mêmes chez l'animal et l'homme), les pesticides altèrent profondément la genèse en quantité et en qualité du sperme humain puisqu'on estime que ces cinquante dernières années, la fécondité masculine a chuté de 40 à 50 %.

C'est non seulement la fécondité qui a baissé dans des proportions effrayantes, mais les spermatozoïdes sont maintenant porteurs d'anomalies génétiques qui vont peser très lourd sur le destin de l'humanité.

Un exemple : dans certaines régions qui utilisent « largement » les pesticides, le nombre d'anomalies du pénis chez l'enfant a été multiplié par un facteur 10 depuis l'an 2000…

Ces pesticides génèrent chez la femme les mêmes anomalies génétiques au niveau de l'ovule et ayant une action œstrogènes-like, peuvent favoriser soit une hyper ou une hypo fécondité par effet biofeeback régulateur.

On comprendra aisément que le premier impératif nutritionnel très important pour une fécondité optimum est une ALIMENTATION aussi BIO que possible.

Le deuxième impératif sera d'avoir une alimentation riche en vitamine E naturelle. Car cette vitamine est nécessaire à l'accomplissement d'une sexualité harmonieuse et à une fécondité optimum. Cette vitamine est contenue essentiellement dans les oléagineux, noisettes, amandes, graines de courges, et tout particulièrement LA NOIX DE GRENOBLE. Elle est aussi présente dans toutes les huiles végétales, en particulier dans L'HUILE DE GERME DE BLÉ BIO.

Une fécondité à son optimum demande aussi un apport régulier d'oligo-éléments.

Tous les oligo-éléments sont nécessaires à l'accomplissement des fonctions neuro-endocriniennes, en particulier le ZINC.

Le ZINC se trouve en très faible quantité dans les végétaux terrestres et marins (algues). On le trouve en quantité et sous une forme très assimilable dans la viande, le poisson et en quantité optimale et très assimilable dans les fruits de mer, tout particulièrement les PALOURDES ET LES HUÎTRES.

Le MANGANÈSE s'avère lui aussi précieux dans la fécondité féminine et masculine, la carence même relative en manganèse et en zinc crée rapidement une « chute » de la spermatogénèse et de la fécondité féminine.

Les meilleures sources de manganèse sont encore les fruits de mer, mais aussi le gingembre et la spiruline.

Mais le facteur nutritionnel majeur pour avoir une FÉCONDITÉ OPTIMUM, c'est la présence à DEUX REPAS PAR JOUR d'aliments protéiques de haute valeur biologique, c'est-à-dire fruits de mer ou œufs ou viande (blanche ou rouge) ou poisson. Ces aliments protéiques sont indispensables à l'équilibre neuro-endocrinien tenant sous sa dépendance la fécondité.

Ils sont également indispensables à l'élaboration quantitative et qualitative du sperme chez l'homme et à un cycle et une ponte ovulaire (ovulation) chez la femme.

Rappelons que l'association céréales-légumineuses ne peut remplacer les aliments protéiques animaux, penser cela est une erreur gravissime que (voir dérives nutritionnelles et comportements suicidaires – testez éditions).

D'autre part, peu de personnes ont une idée des quantités d'aliments protéiques nécessaires.

Voici la règle :

On multiplie son poids par cinq et on obtient EN GRAMMES la quantité journalière d'aliments protéiques nécessaires chaque jour.

Exemple : Femme de 50 kg

50 x 5 = 250

250 est le poids en grammes d'aliments protéiques nécessaires chaque jour.

Rappelons que 250 grammes d'aliments protéiques représentent 50 grammes de protéines, c'est-à-dire le 5e de l'aliment protéique.

Il sera nécessaire d'ingérer cette quantité minimum EN DEUX FOIS, en effet l'excès à un repas ne comble pas la carence à un autre repas.

Même si à midi vous mangez (c'est une supposition) 500 grammes de viande ou 6 œufs (ce qui est bien sûr très excessif), vous serez en carence si le soir le repas n'apporte ni viande, ni poisson, ni œufs, ni fruits de mer.

En effet, les acides aminés provenant de la digestion d'un tel repas de midi auront trois effets :

1 – Restauration des cellules usées, remplacement des cellules mortes.

2 – Une autre partie sera oxydée pour produire de l'énergie.

3 – L'excédent non utilisé NE SERA PAS STOCKÉ mais éliminé sous forme d'urée, ammoniaque, acide urique, etc.

Voilà pourquoi les acides aminés n'ÉTANT PAS « MIS EN RÉSERVE », il faut fractionner les apports sur au moins deux repas journaliers.

Ce dernier point, DEUX APPORTS D'ALIMENTS PROTÉIQUES PAR JOUR est d'une extraordinaire et fondamentale importance. En 50 ans de pratique naturopathique, en l'appliquant à de nombreuses femmes qui « avaient tout fait sans résultats » pour être enceinte, qui avaient suivi moult examen (souvent très couteux pour la Sécurité sociale et donc pour la société) qui avaient suivi des techniques parfois sophistiquées,

MAIS DONT PERSONNE N'AVAIT porté un regard sur l'alimentation, j'ai pu, par le réglage alimentaire (décrit plus loin) permettre à ces femmes de donner la vie.

Concrètement, voici l'alimentation conseillée :

ALIMENTATION CONSEILLÉE ADULTE [1]

MATIN :

Ingéré nature ou avec lait végétal (amande ou noisette ou riz ou avoine) : thé ou café ou infusion, ou chicorée ou malt.

+

soit : pain ou galettes de riz ou galettes de sarrasin + œufs ou viande froide ou jambon[2]

X **soit :** pain ou galettes de riz + oléagineux (noisettes, amandes, pistaches, cajou, noix, etc.)

soit : pain ou galettes de riz ou galettes de sarrasin + beurre + un peu de confiture (si l'on y tient)

soit : bouillie de flocons (1 variété) ou farine (1 variété) préparé au lait d'amande cuite 10 minutes

soit : bananes ingérées seules ou avec oléagineux** nature ou en purée

** : oléagineux : amandes, noisettes, noix, cajou, pistaches

À ce repas seront évités : fruits, jus de fruits et yaourt.

MIDI ET SOIR :

Crudités variées ou salade verte[3]

+

pommes de terre ou patates douces ou manioc ou riz ou sarrasin ou quinoa ou pâtes ou autres céréales ou, exceptionnellement, lentilles ou fèves ou haricots secs ou pois secs[4]

+

viande ou poisson ou œufs ou fruits de mer[5]

+

chocolat noir ou compote très cuite ou tarte aux fruits cuits (pommes-poires) ou crumble ou clafoutis préparé au lait d'amande ou sablé[6]

+

eau de Mont Roucous ou Montcalm

À ces repas seront évités : fruits – tomate – melon – pastèque – pamplemousse – pomme – poire – orange – cerise – fraises – framboises – kiwi etc. jus de fruits – jus de tomates, fruits secs (dattes, figues, pruneaux, abricots secs).

GOÛTER (2 heures avant le repas du soir) :

Fruits de saison : tomate ou melon ou pastèque ou pamplemousse ou pomme ou poire

ou orange ou cerises ou fraises ou framboises ou kiwi ou abricots ou pêches, etc.

Au goûter seront évités : bananes – fruits secs – pain – biscottes – gâteaux – chocolat et toutes sucreries.

SONT EXCLUS DE CETTE ALIMENTATION :
Soja et tous dérivés du soja, sirops, jus de légumes, lacto-fermentés, les conserves en général, les aliments réchauffés, fumés, carbonisés ou frits à haute température ou passés au micro-ondes ; et pour des raisons de digestibilité les pains à plusieurs céréales, les mueslis, les crèmes budwig, le pain d'épice, le miel, le lait, les « restes » d'un repas utilisés aux repas suivants.

[1] Aussi bio que possible.

[2] Si œufs, viande ou jambon ingérés le matin, s'abstenir le soir.

[3] Ce plat ingéré en milieu des repas si inflammation du tube digestif.

[4] Ce plat ingéré avec ou sans légumes verts cuits.

[5] Fruits de mer tous les jours, soit le midi soit le soir.

[6] Ce plat est facultatif.

12

QUELS COMPLÉMENTS ALIMENTAIRES AJOUTER ?

Si l'alimentation est parfaitement équilibrée, il n'y a *a priori* besoin d'aucun complément alimentaire.

A priori seulement car la course contre la montre, le stress de la précipitation et le manque de sommeil « touchant » la plupart d'entre nous facilite une fuite accélérée des oligo-éléments et des vitamines liposolubles au niveau du rein.

D'autre part, notre alimentation étant très carencée en vitamines du groupe B et en acides gras de la série Oméga 3 (ceci par rapport à nos ancêtres). Ce sont deux raisons de complémenter notre alimentation.

De plus, la femme désirant être enceinte et l'homme voulant être à sa fécondité optimum ont une raison de plus d'éviter toutes carences.

Parmi les compléments alimentaires les plus nécessaires il y a :

FORTIOR (poudre d'huître très haute qualité + plantule de blé germé + poudre d'ortie feuille).

L'huître apporte le ZINC organique et autres oligo-éléments indispensables à une fécondité optimum.

Le plantule de blé germé (à ne pas confondre avec le germe de blé) contient la vitamine E naturelle « suractivée » par la germination.

L'ortie, cocktail d'oligo-éléments zinc, manganèse, cuivre et de minéraux fer, magnésium, calcium complète cette formule organique et naturelle.

On prendra au milieu des trois repas une à deux gélules de FORTIOR.

L'HUILE DE GERME DE BLÉ BIO

Fortior contient de la vitamine E suractivée par la germination, mais il est nécessaire d'apporter des quantités importantes de vitamine E naturelle, c'est ce que réalise l'huile de germe de blé bio.

On consommera (sur les aliments) :

– Une cuillère à café le MATIN

– Une cuillère à café le MIDI

LE GINGEMBRE

Le gingembre n'est pas un complément alimentaire mais une épice.

Il est en l'occurrence favorable, non pas par le fait qu'il est considéré comme un stimulant, mais pour sa richesse en MANGANÈSE naturel et organique.

On l'utilisera à l'état frais « gros comme une à deux noisettes » de gingembre râpé sur les crudités.

LA NOIX

La noix est nécessaire à une fécondité optimum, elle apporte des oligo-éléments, la vitamine E et surtout dans des proportions parfaites, les ACIDES GRAS ESSENTIELS nécessaires à la santé c'est-à-dire :

– 20 % d'oméga 9 : ACIDE OLÉIQUE

– 60 % d'oméga 6 : ACIDE LINOLÉIQUE

– 12 à 14 % d'omega 3 : ACIDE ALPHA LINOLÉNIQUE.

C'est le seul lipide apportant 4 à 5 parties d'oméga 6 pour une partie d'oméga 3, c'est-à-dire des proportions parfaites.

Ces acides gras totalement NON CHAUFFÉS sont parfaitement assimilables par les cellules nerveuses et le système neuro-endocrinien, ayant à charge l'établissement d'une fécondité normale et le déroulement de la grossesse.

Les personnes qui ne tolèrent pas les noix tolèrent souvent l'huile de noix et vice versa.

Dans ce cas, on utilisera l'huile de noix ALVIE n'ayant subi aucun préchauffage et extraite à température du milieu.

13

IL N'EST JAMAIS TROP TARD

Le temps a passé, vous approchez les 40 ans, vous avez tenté beaucoup de choses, beaucoup de thérapie, vu beaucoup de spécialistes dont certains de renom et entendu ces propos : c'est trop tard maintenant, ce serait hasardeux pour vous et dangereux pour le futur bébé si cela réussissait.

Les spécialistes sont sincères et compétents, mais leur « vision » de la personne humaine est, si l'on peut dire, « statique » car dans leurs connaissances médicales il n'a pas été inclus cette magnifique notion de Force vitale intelligente habitant l'organisme vivant.

Ils ont certes des connaissances importantes sur l'homéostasie (mécanismes régulateurs des grandes fonctions), mais cela s'arrête là. Ils ne peuvent concevoir certaines auto-réparations dont est capable l'organisme vivant lorsqu'il est placé dans des conditions où peuvent s'effectuer ces mécanismes guérisseurs, ces auto-réparations.

Les tissus en général, ceux de l'appareil génital en particulier de la femme avoisinant ou dépassant les 40 ans, sont en général relativement sclérosés, vieillis par le tabac, l'alcool, l'hypoxie (manque d'exercices), la suralimentation et parfois les drogues.

Dans cette situation, le pessimisme des spécialistes est réaliste mais étonnamment, nous pouvons FAIRE MARCHE ARRIÈRE, c'est-à-dire retrouver (jusqu'à un certain point bien sûr) la jeunesse tissulaire, gage d'une probable grossesse…

Comment ?

Premièrement, il faut détoxiquer et « descléroser » les tissus…

Toutes les semaines, et ceci toujours le même jour on restera :

A – Au repos le plus absolu possible, en évitant les variations thermiques (excès de chaud, excès de froid), en évitant si possible le bruit, le stress.

B – Ce jour, matin, midi et soir, on se nourrira uniquement et exclusivement d'un VELOUTÉ DE LÉGUMES ET POMME DE TERRES préparé maison.

Si les réserves pondérales (poids) sont assez importantes, on pratiquera ce repas et cette diète un jour sur quatre.

Après trois à quatre mois de ces repas + diète rythmée, l'organisme aura retrouvé la jeunesse tissulaire souhaitable et propice à la gestation.

Les diètes + repos s'effectuant un jour sur sept, il va sans dire que six jours sur sept, l'alimentation sera celle recommandée page 42, alcool, tabac, drogues étant définitivement proscrits et compléments alimentaires utilisés très régulièrement, sauf journée de diète.

14

LES DIX COMMANDEMENTS DE LA FERTILITÉ

1

À une promenade régulière tu t'astreindras.

2

Les champs électromagnétiques tu fuiras.

3

Le stress, autant que possible, tu éviteras.

4

À la qualité du sommeil, tu veilleras.

5

Le tabac, l'alcool, les drogues, tu abandonneras.

6

Midi et soir, protéines nobles tu ingéreras.

7

Zinc, manganèse, vitamine E, Oméga 3,
ton alimentation tu supplémenteras.

8

Talons hauts,
pression mécanique (constipation) tu éviteras.

9

Le doute, le conditionnement,
point ne t'envahira.

10

L'instant propice tu choisiras.

15

LES IDÉES MENUS DE SANDRINE

D'un point de vue pratique, on est souvent embarrassé lorsqu'il est conseillé de modifier son alimentation. Nous n'allons pas donner des recettes de cuisine mais des idées pour établir des MENUS sur quelques jours :

Il est bien évident que les aliments seront choisis de qualité biologique.

LUNDI

Matin

Café ou thé ou infusion

+ Pain semi-complet*

+ Beurre + (si l'on y tient) un peu de confiture

Ou

Café ou thé ou infusion

+ Pain semi-complet

+ Oléagineux variés (noisettes, amandes, pistaches, noix, etc.)

* le pain pourra être remplacé par des biscottes à l'épeautre ou du pain des fleurs.

Midi

Salade romaine

+ Purée de céleri et pommes de terre

+ Côte de porc

+ Tarte aux poires

+ Eau Mont Roucous

+ Café (pour ceux qui y tiennent) ou infusion

Soir

Carottes râpées au cerfeuil et aux olives

+ Omelette aux champignons

+ Quinoa

+ Crème vanille Bioflan[(2)]

+ Eau Mont Roucous

MARDI

Midi

Salade de roquette

+ Foie d'agneau

+ Carottes Vichy

+ Cake

+ Eau Mont Roucous

+ Infusion ou café ou thé

Soir

Crudités variées

+ Carpaccio de coquilles St Jacques

+ Riz au lait d'amandes

+ Eau Mont Roucous

+ Infusion

MERCREDI

Midi

Salade

+ Poulet basquaise

+ Pâtes

+ Crème caramel Bioflan

+ Eau Mont Roucous

+ Café, thé ou infusion

Soir

Salade composée avec riz, anchois marinés, poivrons, concombre, olives…

+ Compote pommes/rhubarbe

+ Eau Mont Roucous

+ Infusion

JEUDI

Midi

Laitue au radis noir

+ Faux filet

+ Frites*

+ Bioflan vanille(2)

+ Eau Mont Roucous

+ Café ou thé ou infusion

*frites cuites avec très peu de matières grasses (friteuse Actifry)

Soir

Crudités variées

+ Jambon à l'os

+ Pommes de terre en robe des champs

+ Quelques carrés de chocolat noir

+ Eau Mont Roucous

+ Café, thé ou infusion

VENDREDI

Midi

Radis roses

+ Une douzaine d'huîtres et autant de palourdes

+ Jardinière de légumes

+ Clafoutis aux poires

+ Eau Mont Roucous

+ Café, thé ou infusion

Soir

Salade de mâche et betterave

+ Tarte au fenouil et lardons

+ Bioflan chocolat(2)

+ Eau Mont Roucous

+ Infusion

SAMEDI

Midi

Salade d'endives

+ Escalope de veau aux girolles

+ Pâtes

+ Pêches en papillotes

+ Pain

+ Eau Mont Roucous

+ Café, thé ou infusion

Soir

Salade de concombre

+ Daurade au four et ratatouille

+ Tarte aux pommes

+ Eau Mont Roucous

+ Infusion

DIMANCHE

Midi

Crudités variées

+ Paëlla aux fruits de mer

+ Rochers à la noix de coco

+ Eau Mont Roucous

+ Café, thé ou infusion

Soir

Salade de haricots verts

+ Tartare de saumon* à la coriandre

+ Tarte aux mirabelles

+ Eau Mont Roucous

+ Infusion

ET LE GOÛTER ?

Il sera ingéré à 17h30 (deux heures avant le repas du soir) et sera composé de FRUITS de saison :

Un jour Fraises

Un jour Pêches

Un jour Abricots

Un jour Tomates

Un jour Pommes

...

(1)Avec ou sans légumes verts cuits tels que haricots, épinards, endives, choux, etc.

(2)Dessert préparé au « lait d'amandes » notamment : boisson riz amandes BONNETERRE vendue en magasin de diététique.

NOTES

NOTES

NOTES

NOTES

Achevé d'imprimer en novembre 2017
sur les presses de la Nouvelle Imprimerie Laballery
58500 Clamecy
Dépôt légal : novembre 2010
Numéro d'impression : 711104

Imprimé en France

La Nouvelle Imprimerie Laballery est titulaire de la marque Imprim'Vert®